BEI GRIN MACHT SICH IHR WISSEN BEZAHLT

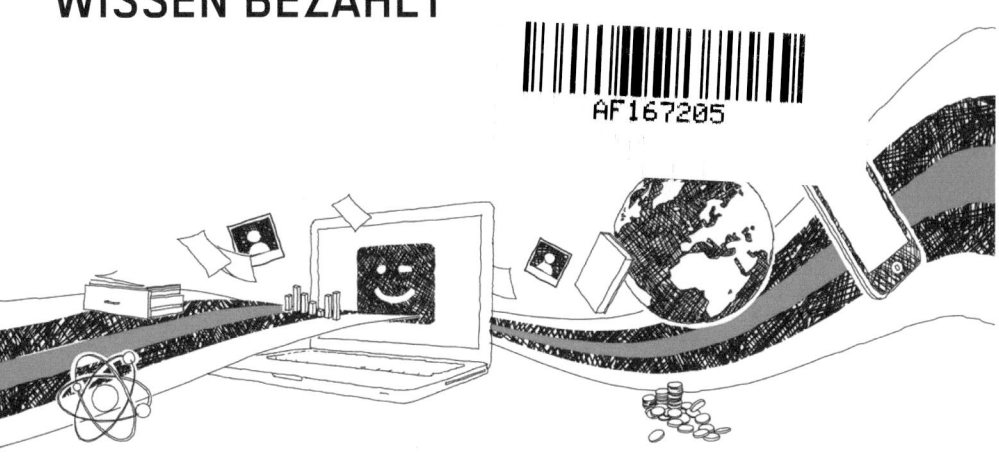
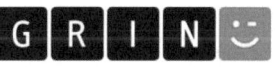

Auswirkung von Smartphones und sozialen Medien auf die psychische Gesundheit nach der Mood-Management Theorie von Dolf Zillmann

Carolin Hahnen

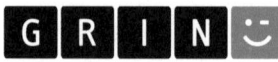

Bibliografische Information der Deutschen Nationalbibliothek:

Die Deutsche Nationalbibliothek verzeichnet diese Publikation in der Deutschen Nationalbibliografie; detaillierte bibliografische Daten sind im Internet über http://dnb.d-nb.de abrufbar.

ISBN: 9783346394910
Dieses Buch ist auch als E-Book erhältlich.

Hat die dauerhafte Nutzung von Smartphones und sozialen Medien Auswirkungen auf die psychische Gesundheit?

Projektarbeit
Macromedia Hochschule für angewandte Wissenschaften
Wissenschaftliches Arbeiten

Carolin Hahnen

Abstract

Die vorliegende wissenschaftliche Arbeit behandelt die Frage, ob die dauerhafte Nutzung von Smartphones und sozialen Medien Auswirkungen auf die Psyche des Menschen hat. Als Grundlage hierfür wird die Mood-Management Theorie nach Dolf Zillmann ausführlich erklärt. Außerdem wird der aktuelle Forschungsstand in Bezug auf die Thematik aufgeführt. Der Antwort auf die Forschungsfrage soll durch die quantitative Forschung anhand einer Online-Befragung nähergekommen werden, weshalb zunächst die Methodik im Allgemeinen und daraufhin auf das Thema bezogen dargestellt wird. Anhand der angenommenen Ergebnisse werden Zusammenhänge zwischen der intensiven Nutzung und der Beeinträchtigung der Psyche herausgestellt. Die Hypothesen, die hierbei abgeleitet werden bieten die Grundlage für weitergehende Forschung.

2

Inhaltsverzeichnis

Abbildungsverzeichnis

Tabellenverzeichnis

1. Einleitung

Der Großteil der Gesellschaft besitzt heutzutage ein Smartphone und nutzt damit verschiedene Plattformen der sozialen Medien. Ob in der Bahn auf dem Weg nach Hause, im Restaurant beim Warten auf die Bestellung oder sogar während Gesprächen; Menschen nutzen ihr Smartphone in verschiedensten, alltäglichen Situationen. Dabei geht es um den Austausch von Informationen, Unterhaltung und die Aufrechterhaltung des zwischenmenschlichen Kontakts. Das klingt zunächst positiv, da es grundlegende, menschliche Bedürfnisse bedient. Doch die Frage, die sich daraus ergibt, lautet: Hat die dauerhafte Nutzung von Smartphones und sozialen Medien Auswirkungen auf die psychische Gesundheit?

Um dem Thema näher zu kommen, gilt es zunächst die Mood-Management Theorie nach Dolf Zillmann darzustellen. Diese dient als Grundlage der Forschung. Daraufhin wird der aktuelle Forschungsstand präsentiert. Danach wird die Methodik der quantitativen Forschung erläutert und besonders auf die Online-Befragung eingegangen. Als Nächstes wird die Methodik auf das Thema angewendet, wobei Forschungsfragen aufgestellt und weitere relevante Aspekte der Untersuchung aufgeführt werden. Im Anschluss werden die angenommenen Ergebnisse präsentiert und verschiedene Hypothesen abgeleitet. Den Schluss dieser wissenschaftlichen Arbeit bildet das Fazit.

Gleichzeitig mit der, in der in Anzahl und Dauer steigenden Nutzung von Smartphones und sozialen Medien, wächst die Relevanz, dass sich die Forschung mit diesem Thema auseinandersetzt. Untersuchungen auf diesem Gebiet zu betreiben ist für die Psychologie existenziell, da in Zukunft Smartphones und soziale Medien weiterhin stark genutzt werden.

Aus der aktuellen Relevanz der Thematik entspringt meine persönliche Motivation, mich mit diesem Thema auseinander zu setzen. Es betrifft mich persönlich, ebenso mein soziales Umfeld, ob Familie, Freunde oder Kommilitonen. Deshalb ist es von großer Bedeutung genaueres über die Auswirkungen der intensiven Nutzung des Smartphones und der sozialen Medien herauszufinden.

2. Theoretische Grundlage

2.1 Die Mood-Management Theorie nach Dolf Zillmann

Im Jahr 1988 begründet der US-amerikanische Forscher Dolf Zillmann seine Stimmungsregulierungstheorie namens *Mood Management Theory* (vgl. Wirth und Schramm, 2006, S.61, zit. nach Maulhardt, 2013, S.4). Diese besagt, dass der Konsument der Medien seine Stimmung durch die spezifische Wahl der Inhalte reguliert (vgl. Zillmann, 1988a, S.327, zit. nach Maulhardt, 2013, S.4). Außerdem geht sie von der grundlegenden Annahme aus, dass der Mensch ein hedonistisches Wesen ist. Das bedeutet, dass das Individuum stets nach positiven Erfahrungen und Stimmungen strebt und gleichzeitig ungünstige Zustände und leidvolle Erfahrungen vermeiden will (vgl. Zillmann, 1988a, S.328, zit. nach Maulhardt, 2013, S.5).

Als Stimmung wird die körperlich-psychische Gesamtverfassung eines Individuums bezeichnet. Einflüsse aus der direkten Umwelt wirken unmittelbar auf diese Stimmung ein. Dies können Reize, wie die Jahreszeit und das Wetter, aber auch physische Faktoren, wie Ernährung, Sport oder Schlafmangel sein (Stangl, 2019).

Der Ausgangspunkt der Theorie ist das Individuum mit seiner jeweiligen Stimmung. Dieses wählt beliebig ein Medienangebot aus und registriert unbewusst, ob diese Wahl sich positiv oder negativ auf seine Stimmung auswirkt. Dient die Wahl dem hedonistisch motivierten Ziel, die Stimmung zu verbessern, so greift der Rezipient in Zukunft auf ähnliche Medieninhalte zurück (vgl. Zillmann, 1988b, S.149f, zit. nach Maulhardt, 2013, S.5).

Damit die Gemütslage weitestgehend positiv beeinflusst wird, kontrolliert das Individuum seine Umwelt und gestaltet diese nach seinen Ansprüchen und Präferenzen.

Das gesamte Medienangebot ist ein Teil dieser Umwelt. Aus dem Grund, dass der Mensch einen direkten Einfluss darauf hat, welche Angebote er wahrnimmt und konsumiert, gestaltet sich die Kontrolle und die Manipulation der besagten Umgebung leicht (vgl. Zillmann, 1988b, S.147f, zit. nach Maulhardt, 2013, S.4).

Ein weiterer wichtiger Aspekt, worauf sich die Mood-Management Theorie bezieht, ist das Erregungspotenzial von Medien. Demnach wählen Personen, deren Stimmung als gelangweilt beschrieben werden kann, Medieninhalte aus, die sie erregen und entgegen der Langeweile wirken. Im Gegensatz dazu wählen Menschen, die vergnügt oder gestresst sind (genügend stimuliert) Medieninhalte aus, die ein geringes Erregungspotenzial aufweisen (vgl. Zillmann 1988a, S.331; Oliver 2003, S.87, zit. nach Maulhardt, 2013, S.6).

2.2 Forschungsstand

Das Smartphone und die Nutzung sozialer Medien sind Teile der digitalen Revolution, die erst vor kurzem begann. Demnach sind die Forschung und die dazugehörigen Ergebnisse bei weitem nicht derartig umfangreich, wie bei anderen Themen in der Psychologie. Trotzdem gibt es diverse Studien und Bücher, die Teile der Antwort auf die Frage, ob die dauerhafte Nutzung von Smartphones und sozialen Medien Auswirkungen auf die psychische Gesundheit hat, bieten.

Im Jahr 2007 kam das erste Smartphone auf den Markt, jedoch hat sich das Gerät in Deutschland rasant verbreitet (Montag, 2018). Waren es im Jahr 2009 lediglich 6,31 Millionen Deutsche, die ein Smartphone besaßen, so sind es Anfang 2014 bereits 40,4 Millionen. Die Tendenz steigt über die Jahre dauerhaft und mit der letzten Erhebung im Jahr 2018 erreicht die Anzahl, mit 57 Millionen Besitzern in Deutschland, ihren Höhepunkt.

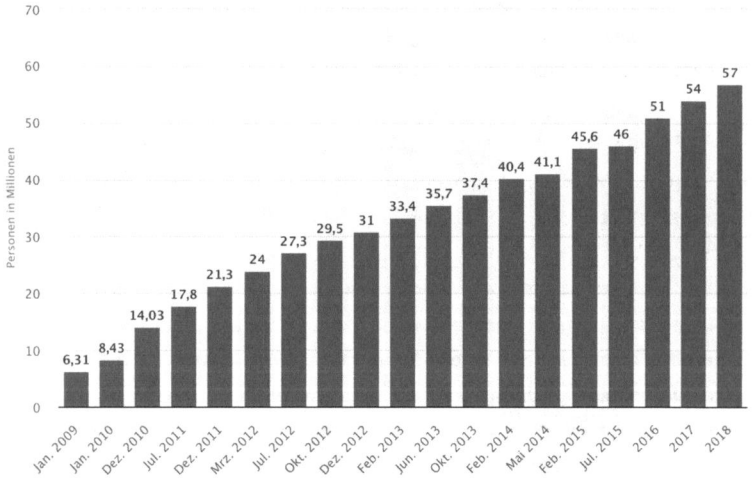

Abbildung 1: Anzahl der Smartphone-Nutzer in Deutschland in den Jahren 2009-2018 (in Millionen), Statista 2018

Gleichzeitig mit der ansteigenden Zahl der Smartphone Besitzer steigt auch die Zahl derer, die soziale Medien nutzen. Beispielsweise hat die Plattform Facebook inzwischen monatlich 32 Millionen aktive Nutzer und Instagram zählt 17 Millionen. Den Messenger-Dienst Whats-App verwenden sogar 40 Millionen Menschen wöchentlich, davon 34 Millionen täglich (Kontor4, 2018).

Das Wissen um die Höhe dieser Zahlen ist grundlegend relevant, da es die Anzahl der potenziell von Auswirkungen betroffenen Individuen darstellt.

Die Schlafstörung ist eine der bereits wissenschaftlich nachgewiesenen Auswirkungen der Nutzung von Smartphones und sozialen Medien (Spitzer, 2017). Stimulierende Inhalte zu später Stunde, das Licht der Bildschirme und Muskelverspannungen, die durch die lange Nutzung der elektronischen Geräte entstehen, sind Ursachen für das Aufkommen dieses Problems (Spitzer, 2017). Manfred Spitzer erklärt, dass es hierbei „um verschiedene Mechanismen geht, die sich in ihrer Wirkung addieren können" (Spitzer, 2017, S.275). Zum Begriff Schlafstörung zählen auch „späteres Einschlafen, eine kürzere Schlafdauer und ein öfter gestörter Schlaf" (Spitzer, 2017, S.264). Während des Schlafs regeneriert sich das Gehirn, verarbeitet Informationen die im Laufe des Tages gesammelt wurden, verknüpft diese mit bereits erlerntem Wissen und verfestigt noch instabile Gedächtnisspuren (Spitzer, 2017). Schläft der Mensch nicht ausreichend, kann das Gehirn die genannten Funktionen nicht in vollem Maße ausüben. Dies führt auf Dauer zur Beeinträchtigung der Konzentration und der Fähigkeit zu Lernen. Außerdem verringert Schlafmangel die „kognitive Leistungsfähigkeit in den Bildungseinrichtungen und am Arbeitsplatz" (Spitzer, 2017, S. 283). Zudem beeinflusst ein Schlafdefizit die Stimmung negativ, was wiederum die Entstehung von Ängsten und Depressionen begünstigt (Poser, 2018).

Eine weitere Auswirkung der Nutzung des Smartphones und sozialer Medien nennt sich „FoMO", „The Fear of Missing Out", die Angst etwas zu verpassen. Bereits 1996 benennt Dr. Dan Herman dieses Phänomen. Diese Angst, die einer dauerhaften, innerlichen Unruhe gleicht, entsteht aufgrund des unendlichen Angebots an Möglichkeiten, welches die digitale Welt anbietet. Das Individuum ist gezwungen Entscheidungen zu treffen und empfindet Angst, dass es sich falsch entscheidet. Hinzu kommt der ständige Vergleich zum Leben, beziehungsweise zu den Fotos aus dem Leben der anderen Nutzer. Das führt dazu, dass das Individuum sein eigenes Leben als langweilig empfindet und sich gleichzeitig unter Druck gesetzt fühlt, sich möglichst interessant zu präsentieren (Poser, 2018). Passend hierzu stellt Alice G. Walton in ihrem Artikel „6 Ways Social Media Affects Our Mental Health", dass die intensive Nutzung von sozialen Medien Eifersucht und Neid erzeuge „studies have certainly shown that social media use triggers feelings of jealousy" (Walton, 2017). Auch Spitzer führt Eifersucht, Missgunst und Neidgefühle als Folgen auf (Spitzer, 2017).

Der Mensch ist ein soziales Wesen mit dem Grundbedürfnis in eine Gemeinschaft eingebunden zu sein. Zudem hat er das Verlangen nach Unterhaltung und einer Beschäftigung für die Freizeit. Soziale Plattformen, wie Facebook erzeugen die Illusion einer Zugehörigkeit und im Moment der Nutzung fühlt sich das Individuum dabei wohl und unterhalten. Jedoch wird das Bedürfnis nicht wirklich befriedigt, weshalb die Plattform stärker genutzt wird. Der langfristige Effekt der Bedürfnisbefriedigung bleibt aus. Daraus resultieren Ängste und emotionaler Stress. Um wiederum diese zu bekämpfen, nutzt der Mensch das Smartphone noch häufiger. Tritt dieser Fall ein, wird die Nutzung als problematisch eingestuft und man spricht von suchtartigen Symptomen (Spitzer, 2017). Von einer Sucht spricht man, „wenn ein signifikant krankhaftes Verhalten vorliegt und zudem der Betroffene und/oder dessen Umgebung darunter leidet" (Spitzer, 2017, S.112). Die Smartphone-Sucht gehört in die Kategorie der nicht-stoffgebundenen Suchterkrankungen, wie zum Beispiel die Glücksspielsucht und die Internetsucht (Spitzer, 2017).

In Bezug auf den übermäßigen Gebrauch des Smartphones gibt es viele Studien mit einer geringen Anzahl von Teilnehmern. Vergleicht man jedoch die Ergebnisse, ist festzustellen, dass diese in verschiedenen Ländern deutliche Gemeinsamkeiten aufweisen. Das Werk von Manfred Spitzer enthält zahlreiche dieser Studien, von denen im Folgenden drei aufgefasst werden.

Land	Untersuchte Gruppe	Anzahl der untersuchten Personen	Ergebnis	Jahr
Spanien	Studenten	365	Einsamkeit, Depression, Angst, Schlafstörungen	2009
Schweden	Allgemeinbevölkerung	4156	Stress, Schlafstörungen, depressive Symptome	2011
USA, Südkalifornien	Erwachsene	1143	Depressive Symptome	2013

Tabelle 1: Auszug aus der Übersicht zu den gesundheitsrelevanten Risiken und Nebenwirkungen des übermäßigen Smartphone-Gebrauchs (Spitzer, 2017, S.310-311)

Auffällig ist, dass depressive Symptome beziehungsweise Depressionen Teile jedes Ergebnisses der Untersuchungen sind. Diese Krankheit bringt diverse Symptome mit sich. Der Betroffene empfindet eine gedrückte Grundstimmung und eine stärkere Müdigkeit. Er verspürt Ängste, innere Unruhe und Verzweiflung. Zudem sind ein vermindertes Selbstwertgefühl und Hoffnungslosigkeit im Gedanken an die Zukunft, Zeichen einer Depression (Keck, 2017).

Alle aufgeführten Folgen der intensiven Nutzung von Smartphones und sozialen Medien bedürfen einer professionellen Behandlung, da sie die psychische Gesundheit des Betroffenen problematisch beeinträchtigen.

3. Methodik

3.1 Quantitative Forschung anhand einer Online-Befragung

Die quantitative Forschung lässt sich der empirischen Forschung zuordnen. Dabei werden Ergebnisse erzielt, die auf Erfahrungswerten beruhen und eine Analyse dieser zu allgemein gültigen, theoretischen Aussagen führt (Raithel, 2008). „Das Ziel eines Messvorgangs besteht in der Erhebung möglichst exakter und fehlerfreier Messwerte" (Raithel, 2008, S.44). Diese Messwerte werden in Zahlen übersetzt und statistisch ausgewertet, wodurch eine hohe Vergleichbarkeit möglich ist. Zudem können große Datenmengen erfasst und ausgewertet werden.

Der Forschung liegen verschiedene Qualitätskriterien zu Grunde, von denen drei die Hauptgütekriterien darstellen. Dies sind die Objektivität, die Reliabilität und die Validität. Die Bewahrung der Objektivität gilt für die Durchführung, die Auswertung und die Interpretation der Forschung. Diese ist gegeben, wenn zwei oder mehr unterschiedliche Personen zu dem gleichen Ergebnis gelangen.

Die Reliabilität, auch Zuverlässigkeit und Verlässlichkeit, meint, dass die Messergebnisse unabhängig vom Zeitpunkt sein müssen. Das Messinstrument muss zu verschiedenen Zeitpunkten gleiche Ergebnisse erzielen.

Der dritte Aspekt ist die Validität, also die Gültigkeit. Dadurch wird geprüft, dass das Messinstrument das misst, was es messen soll. Im Falle einer Befragung müssen die Fragen so gestellt sein, dass sie brauchbare, dem Thema entsprechende Antworten ergeben (Raithel, 2008).

Die quantitative Forschung läuft nach festgelegten Schritten ab, die zeitlich nacheinander erfolgen. Zunächst wird das Untersuchungsziel festgelegt, welches durch „die Problemformulierung und die daraus abgeleitete Forschungsfrage konkretisiert" wird (Raithel, 2008, S.21). Hierbei liegt der Fokus darauf eine möglichst klare Definition herauszuarbeiten.

Der zweite Schritt ist die Aufstellung von Hypothesen, „die vor dem Hintergrund eines theoretischen Modells generiert werden" (Raithel, 2008, S.28). Diese dienen als grundlegende Annahmen der Forschung.

Im dritten Schritt wird das Verfahren ausgewählt, mit dem die Daten erhoben werden sollen. Dieses muss der Ausgangsfrage angemessen sein. Gleichzeitig wird die Personengruppe bestimmt, die an der Erhebung teilnehmen soll. Zur Sammlung von Daten gibt es drei Möglichkeiten: das Interview, die Umfrage und die Beobachtung. Die

Umfrage kann entweder mündlich, am Telefon oder persönlich oder schriftlich, in Papierform oder online durchgeführt werden.

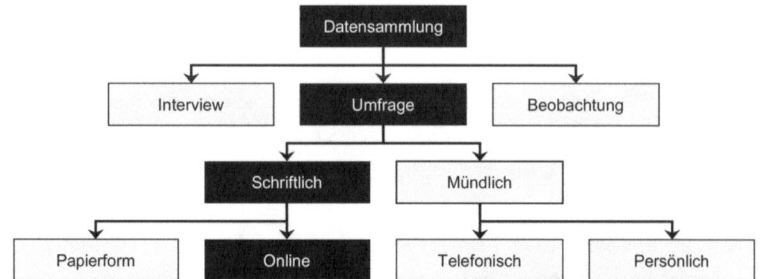

Abbildung 2: Einordnung von internetgestützten Umfragen, dunkel hinterlegt (Lehnen, 2017, S.85)

Zur Online-Befragung wird ein entsprechender **Fragebogen** benötigt. Um diesen zu erstellen werden die Hypothesen in Fragen und Antwortkategorien umgewandelt. Diesen Prozess nennt man Operationalisierung (Raithel, 2008). Hierbei spielt die Art der Fragen und die jeweilige Skalierung eine wichtige Rolle. Da die Erhebung quantitativ erfolgt und später eine Masse von Daten ausgewertet werden muss, ist die Vergleichbarkeit die oberste Priorität. Darum werden ausschließlich geschlossene und halboffene Fragen verwendet, da diese das Kriterium der Vergleichbarkeit erfüllen. Geschlossene Fragen bieten klar definierte Antwortmöglichkeiten. Halboffene Fragen bieten einerseits die vorgegebenen Antwortkategorien an, zusätzlich aber noch eine Möglichkeit eine persönliche Antwort einzutragen, die sich nicht zuordnen lässt (Jährig, Gather & Schade, 2016). Die Skalierung betrifft die geschlossenen Fragen. Hierbei ist es wichtig sowohl positive, als auch neutrale und negative Antwortmöglichkeiten anzubieten. Damit wird sichergestellt, dass der Befragte frei antworten kann und nicht durch die Formulierung in eine bestimmte Richtung gelenkt wird. Außerdem werden Abstufungen angeboten, um ein exakteres Ergebnis zu erlangen, als bei Ja/Nein-Fragen möglich ist. Diese Abstufungen haben in Bezug auf die Intensität dieselbe Differenz zueinander, weshalb sie Intervallskalen genannt werden (Raithel, 2008). Entweder kann die „Likert-Skala" oder das nominale Skalenniveau auch „Schulnotensystem" genannt (Jährig, Gather & Schade, 2016) verwendet werden.

Likert-Skala	Stimme überhaupt nicht zu	Stimme eher nicht zu	Stimme teilweise zu	Stimme eher zu	Stimme völlig zu
Schulnoten	1	2	3	4	5

Tabelle 2: Beispiel der Likert-Skala und des Schulnotensystems (Jährig, Gather & Schade, 2016)

Der vierte Schritt der quantitativen Forschung ist die Vorbereitung der Erhebung und die Durchführung dieser. Zur Vorbereitung „gehören alle Arbeiten, die eine reibungslose Durchführung der Untersuchung gewährleisten" (Raithel, 2008, S.29). Die Realisierung erfolgt daraufhin zeitnah, um „Entwicklungseffekte zu vermeiden" (Raithel, 2008, S.30). Wurde die Untersuchung gemacht, so folgt die Datenaufbereitung. Die Daten werden digital übertragen und anhand eines Codebuchs sortiert. Es wird auf Vollständigkeit und Plausibilität der Ergebnisse hin geprüft, wobei manche Fragebögen aussortiert werden. Damit wird gewährleistet, dass nur authentische Ergebnisse in die Datenanalyse einflie-ßen (Raithel, 2008).

Der sechse Schritt ist die Datenanalyse. Hierbei werden verschiedene Analysemethoden und statistische Verfahren angewendet.

Im letzten Schritt der Forschung werden die Ergebnisse und deren Interpretationen be-stimmt. Die Befunde werden den anfänglichen Hypothesen gegenübergestellt und „auf-grund des Vergleichs interpretiert" (Raithel, 2008, S.31). Jetzt wird ein Forschungsbe-richt verfasst, der die Ergebnisse, die Interpretationen und die Methodik enthält. Ist die-ser fertig, so kann er auf unterschiedliche Weise publiziert werden und von anderen For-schern als Grundlage verwendet werden (Raithel, 2008).

3.2 Angewandte Methodik

Durch die quantitative Forschung anhand einer Online-Befragung, soll der Antwort auf die Kernfrage, ob die dauerhafte Nutzung von Smartphones und sozialen Medien Aus-wirkungen auf die psychische Gesundheit hat, nähergekommen werden.

Die psychische Gesundheit ist ein äußerst privates Thema, weshalb die Online-Befra-gung anderen Methoden, wie zum Beispiel dem Interview oder der mündlichen Befra-gung vorgezogen wird. Die Privatsphäre muss mit oberster Priorität geschützt werden. Dies schafft Vertrauen zu den potenziellen Teilnehmern. Sie sollen das Gefühl haben, dass ihre Angaben vertraulich behandelt werden und ausschließlich dem wissenschaft-lichen Zwecke dienen.

Die Personengruppe wird nicht eingeschränkt, sondern es sollen so viele Menschen zur Teilnahme bewegt werden, wie nur möglich.

Das Verfahren bietet sich bei dieser Thematik besonders an, da grundsätzlich eine sehr große Anzahl an Teilnehmern erreicht werden kann. Dies hat zwei Gründe. Zum einen nutzen 84 Prozent der Einwohner Deutschlands das Internet (Initiative D21, 2019) und zum anderen ist die Verbreitung eines Links, deutlich einfacher als die eines Fragebo-gens in Papierform. Da das Thema der Forschung das Smartphone und soziale Medien sind, wird die Befragung auch hierüber verbreitet. Es soll die Möglichkeit bestehen über das Smartphone an der Befragung teilzunehmen. Hierfür wird eine Version der Befragung erstellt, die mit dem Smartphone kompatibel ist. Ein weiterer positiver Aspekt ist, dass die Teilnehmer der Untersuchung anonym bleiben. Damit steigt die Wahrscheinlichkeit, dass sie ehrliche Antworten geben. Außerdem haben die Teilnehmer Bedenkzeit zur Beantwortung der Fragen und fühlen sich nicht unter Druck gesetzt. Es steht ihnen niemand gegen, der darauf wartet, dass eine Antwort gegeben wird. Es handelt sich um eine großflächige Studie, die in ganz Deutschland durchgeführt werden kann. Deshalb ist der Aspekt der hohen Vergleichbarkeit von großer Bedeutung.

Neben der Hauptforschungsfrage, ergeben sich weitere Forschungsfragen.

1. Frage: Welche Empfindungen hat das Individuum während der Nutzung des Smartphones und der sozialen Medien?

2. Frage: Inwiefern sind dem Individuum die Zusammenhänge zwischen der intensiven Nutzung des Smartphones und sozialer Medien und der Beeinträchtigung der Psyche bewusst?

3. Frage: Inwieweit fühlt sich das Individuum von den bereits bewiesenen Auswirkungen betroffen? (Schlafstörungen, FoMO, suchtartige Symptome, Ängste, Depressionen)

4. Frage: Inwiefern betrachtet das Individuum die eigene Nutzung des Smartphones und sozialer Medien kritisch?

5. Frage: Wie zufrieden ist das Individuum im Allgemeinen?

6. Frage: Inwieweit hat die intensive Nutzung des Smartphones und der sozialen Medien Einfluss auf andere Lebensbereiche, wie zum Beispiel soziale Kontakte und Freizeitaktivitäten des Individuums?

Aus den zuvor genannten Fragen, werden die Fragen, die in der Online-Befragung gestellt werden, abgeleitet. Der Aufbau des Fragebogens und die präzisen Fragestellungen sind enorm bedeutsam. Die Fragen müssen sofort verständlich sein, da es von Seiten der Teilnehmer keine Möglichkeit gibt, Rückfragen zu stellen. Außerdem ist das Ziel, dass möglichst viele Leute, den Fragebogen vollständig ausfüllen. Zu kompliziert formulierte Fragen verleiten den Teilnehmer dazu die Befragung abzubrechen. Dazu gehört auch, dass die Länge des Fragebogens beziehungsweise die Zeit, die der Teilnehmer benötigt, um diesen zu beantworten, angemessen sein müssen. Ist er zu kurz, können nicht alle bedeutsamen Fragen gestellt werden. Hingegen mindert ein zu langer Fragebogen die Lust diesen zu beantworten und das Risiko steigt, dass der Teilnehmer die Befragung frühzeitig beendet.

Zunächst werden das Geschlecht und die Altersgruppe abgefragt. Darauf folgen Fragen zur Dauer der Nutzung des Smartphones und der sozialen Medien. Diese Daten dienen später dazu, bestimmte Gruppen herauszustellen und Interdependenzen festzustellen. Dem folgen themenbezogene und tiefgreifende Fragen, deren Auswertungen die zuvor definierten Forschungsfragen beantworteten sollen.

4. Angenommene Ergebnisse

Grundsätzlich wird angenommen, dass die Online-Befragung 200.000 Teilnehmer hat, also 200.000 ausgefüllte Fragebögen zählt. Hiervon müssen bei der Datenaufbereitung 15.000 aussortiert werden, da diverse Angaben als nicht plausibel oder nicht authentisch eingeschätzt werden. Demnach verbleiben 185.000 verwertbare Fragebögen, die in die Datenanalyse einfließen.

Es kommt heraus, dass mehr junge als ältere Personen an der Untersuchung teilnehmen. Jedoch sind es ungefähr gleich viele männliche und weibliche Teilnehmer.

Die Handynutzungsdauer beträgt im Durchschnitt vier Stunden pro Tag.

Die befragten Individuen empfinden während der Nutzung des Smartphones und der sozialen Medien ein neutrales bis hin zu einem sehr positiven Gefühl. Viele geben an sich unterhalten zu fühlen oder die Nutzung lediglich als Zeitvertreib zu sehen. Dies bestätigt die Mood-Management Theorie nach Dolf Zillmann.

60 Prozent der Befragten geben an, dass sie darüber nachdenken, zu viel Zeit mit dem Smartphone in der Hand zu verbringen. Die anderen 40 Prozent empfinden ihr Verhalten als normal und machen sich keine Gedanken darüber. Daraus lässt sich schließen, dass die Menschen das Smartphone und die sozialen Medien viele Stunden am Tag nutzen, obwohl sie eigentlich denken, dass sie die Zeit anders nutzen könnten.

Durch die Befragung wird deutlich, dass der Hälfte der Teilnehmer der Zusammenhang zwischen der besagten Nutzung und der hieraus resultierenden Beeinflussung der Psyche nicht bewusst ist. Ein Viertel gibt an bereits davon gehört zu haben, allerdings nichts Genaueres zu wissen. Dem Rest ist diese Tatsache bewusst, da er bereits Berichte darüber gesehen oder gelesen hat. Hierbei besteht ein Zusammenhang zwischen dem Alter und dem Bewusstsein für diesen Umstand. Mehr Ältere geben an darüber Bescheid zu wissen. Mehr Jüngere hingegen sind sich der Thematik nicht bewusst oder wissen nur wenig darüber. Aus diesem Ergebnis wird deutlich, dass mehr über diese Thematik berichtet werden muss und darauf geachtet werden muss, dass die Informationen alle Personengruppen erreichen.

Es ist erkennbar, dass im Vergleich zur Dauer der Nutzung der Smartphones und sozialen Medien, weniger Zeit für Freizeitaktivitäten verwendet wird. Je länger die Personen das Smartphone nutzen, desto weniger Zeit verbringen sie mit Freunden oder anderen Dingen. Im direkten Zusammenhang hiermit steht die allgemeine Zufriedenheit. Auch hier wird deutlich, dass Individuen, die weniger Zeit mit dem Smartphone verbringen, insgesamt zufriedener sind.

Die Ergebnisse zeigen, dass 80 Prozent der Befragten in der Vergangenheit bereits von den genannten psychischen Problemen betroffen waren. Bei ihnen liegt die tägliche Nutzung zwischen zwei und acht Stunden. Die 20 Prozent, die angeben noch nie von psychischen Problemen betroffen gewesen zu sein, verbringen deutlich weniger Zeit mit dem Smartphone. Dies deutet auf einen direkten Zusammenhang zwischen der Nutzungsdauer und der Entstehung psychischer Probleme hin. In Bezug auf das Alter sind hier keine speziellen Tendenzen festzustellen.

Depressionen und Schlafstörungen machen die meist genannten Probleme aus. Die Personen, die Schlafstörungen angeben, geben auch an, dass sie das Smartphone in der Zeit unmittelbar vor dem Einschlafen und nach dem Aufwachen nutzen. Jedoch ziehen nur 10 Prozent in Erwägung, dass die Ursache des Problems die Nutzung des Smartphones und sozialer Medien sein könnte. Der Rest sieht andere Gründe als Ursprung. Es werden zusätzlich andere psychische Probleme genannt, wobei auffällt, dass auch bei diesen Teilnehmern die tägliche Nutzung über dem Durchschnitt liegt. Diese Zahlen verdeutlichen, dass die Zusammenhänge genauer erforscht werden müssen.

Auffällig ist, dass fast alle Teilnehmer davon überzeugt sind, dass sie keine suchtartigen Symptome aufweisen. Dies ist auf die subjektive Selbstwahrnehmung zurückzuführen. Denn klar ist, dass Süchte meist nicht selbst erkannt oder nicht eingestanden werden. Nur wenige geben an, dass sie das Smartphone häufig ohne tatsächlichen Grund entsperren oder gedankenlos durch soziale Medien scrollen und gleichzeitig dieses Verhalten hinterfragen.

Aus den Ergebnissen lassen sich folgende Hypothesen ableiten:

Hypothese 1: Je mehr Zeit das Individuum mit dem Smartphone verbringt, desto stärker ist es anfällig für negative Auswirkungen dessen.

Hypothese 2: Je weniger Zeit sich das Individuum mit dem Smartphone und sozialen Medien beschäftigt, desto höher ist die allgemeine Zufriedenheit.

Hypothese 3: Je mehr Bewusstsein für potenzielle negative Auswirkungen der Nutzung von Smartphones und sozialen Medien vorhanden ist, desto kürzer ist die Nutzungsdauer pro Tag.

5. Fazit

Die Untersuchung zeigt, dass die momentane Stimmung des Menschen durch die Nutzung von Smartphones und sozialen Medien positiv oder neutral, aber nicht negativ beeinflusst wird, was wiederum die Mood-Management Theorie nach Dolf Zillmann unterstützt. Die Ergebnisse der Befragung lassen jedoch vermuten, dass Zusammenhänge zwischen der intensiven Nutzung und psychischen Beeinträchtigungen bestehen. Demnach sind die Auswirkungen, die auf längere Zeit gesehen entstehen anderer Art, als die der momentanen Nutzung.

Somit wird die Forschungsfrage ansatzweise beantwortet. Allerdings liegt es an weiteren, auch qualitativen Forschungen zu diesem Thema, weitere Auswirkungen und deren Entstehungsgründe zu entdecken. Denn die Online-Befragung kann lediglich statistische Werte liefern, die der Vergleichbarkeit dienen. Sie kann einen großen Überblick verschaffen, um mögliche Interdependenzen der einzelnen Faktoren herzuleiten. Außerdem dient sie dazu Hypothesen aufzustellen, auf deren Basis weitere Forschung stattfinden kann.

Die Befragung zu diesem Thema ist bedeutsam für die Wissenschaft, besonders für die Psychologie, da die Forschung bis jetzt keine derartig weitreichenden Untersuchungen durchgeführt hat. Sie bildet Anlass für weitere Forschungen auf diesem Gebiet und unterstreicht die Relevanz dessen.

Literaturverzeichnis

Initiative D21. (2019). Anteil der Internetnutzer in Deutschland in den Jahren 2001 bis 2018. https://de.statista.com/statistik/daten/studie/13070/umfrage/entwicklung-der-internetnutzung-in-deutschland-seit-2001/ zuletzt eingesehen am 23.01.2019

Jährig I., Gather A. & Schade F. (2016). Quantitative Befragung. [HTML-Seite] https://bibliotheksportal.de/ressourcen/management/marketing-baukasten/marktanalyse/primaerforschung/quantitative-befragung/ zuletzt eingesehen am 23.01.2019

Keck, M. (2017). Depression. [PDF] https://www.psych.mpg.de/2354388/depression_patienten_broschuere_keck.pdf zuletzt eingesehen am 21.01.2019

Kontor4. (2018). SOCIAL MEDIA 2018: AKTUELLE NUTZERZAHLEN. [HTML-Seite] https://www.kontor4.de/beitrag/aktuelle-social-media-nutzerzahlen.html zuletzt eingesehen am 21.01.2019

Montag, C. (2018). Homo Digitalis. Smartphones, soziale Netzwerke und das Gehirn. Wiesbaden: Springer.

Poser, M. (2018). #fomo. Fear of missing out. Die Angst, etwas zu verpassen. Amerang: Crotona.

Raithel, J. (2008, 21.12). Quantitative Forschung: Ein Praxiskurs, Ausgabe 2. Wiesbaden: Springer.

Spitzer, M. (2017). CYBERKRANK! Wie das digitalisierte Leben unsere Gesundheit ruiniert. München: Droemer.

Stangl, W. (2019). Stimmung. Online Lexikon für Psychologie und Pädagogik. [HTML-Seite] http://lexikon.stangl.eu/13837/stimmung/ zuletzt eingesehen am 21.01.2019.

Walton, Alice G. (2017). 6 Ways Social Media Affects Our Mental Health. [HTML-Seite] https://www.forbes.com/sites/alicegwalton/2017/06/30/a-rundown-of-social-medias-effects-on-our-mental-health/#7190646a2e5a zuletzt eingesehen am 16. Januar 2019.